CONTRIBUTION A L'ÉTUDE

DE LA DÉTERMINATION DU

PRINCIPE SULFURÉ

DES EAUX MINÉRALES DE BAGNÈRES-DE-LUCHON

DÉDUCTIONS PRATIQUES

PAR

Le Docteur Jean MONARD,
De la Faculté de Paris,
Médecin consultant aux Eaux d'Aix-les-Bains (Savoie),
Ancien interne des hôpitaux de Lyon,
De Saint-Etienne et des eaux minérales de France,
Lauréat de l'Ecole de médecine de Lyon,
(Concours d'anatomie, 1872),
Lauréat de l'Académie de médecine de Paris, Prix Gerdy, 1877.

PARIS
V. ADRIEN DELAHAYE ET Ce LIBRAIRES-EDITEURS
PLACE DE L'ÉCOLE-DE-MÉDECINE

1879

CONTRIBUTION

A L'ÉTUDE DE LA DÉTERMINATION DU

PRINCIPE SULFURÉ

DES EAUX MINÉRALES DE BAGNÈRES-DE-LUCHON

DÉDUCTIONS PRATIQUES

CONTRIBUTION A L'ÉTUDE

DE LA DÉTERMINATION DU

PRINCIPE SULFURÉ

DES EAUX MINÉRALES DE BAGNÈRES-DE-LUCHON

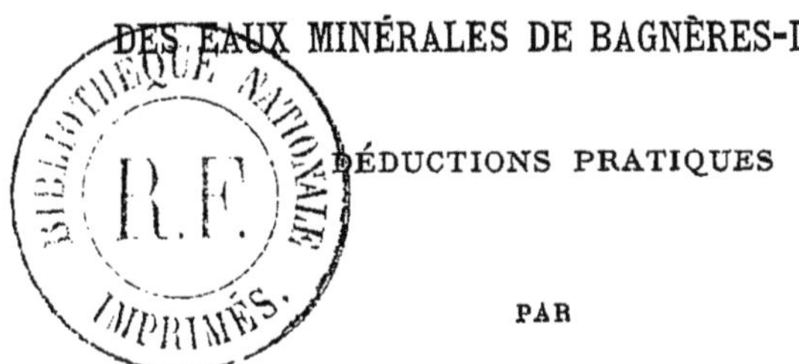

DÉDUCTIONS PRATIQUES

PAR

Le Docteur Jean MONARD,

De la Faculté de Paris,
Médecin consultant aux Eaux d'Aix-les-Bains (Savoie),
Ancien interne des hôpitaux de Lyon,
De Saint-Etienne et des eaux minérales de France,
Lauréat de l'Ecole de médecine de Lyon,
(Concours d'anatomie, 1872),
Lauréat de l'Académie de médecine de Paris, Prix Gerdy, 1877.

PARIS
V. ADRIEN DELAHAYE ET C[o] LIBRAIRES-EDITEURS
PLACE DE L'ÉCOLE-DE-MÉDECINE

1879

CONTRIBUTION

A L'ÉTUDE DE LA DÉTERMINATION DU

PRINCIPE SULFURÉ

DES EAUX MINÉRALES DE BAGNÈRES-DE-LUCHON

DÉDUCTIONS PRATIQUES

INTRODUCTION

L'installation d'un établissement thermal, et la thérapeutique des eaux minérales sont subordonnées à une bonne analyse des eaux et à la détermination exacte des *principes* dits *actifs* qu'elles renferment. Il pourrait paraître superflu de rappeler ici ce précepte, banal à force d'être répété. Mais s'il a été admis sans conteste en théorie, il n'a pas toujours été suivi dans la pratique. C'est pour donner, dans la mesure de nos forces, une nouvelle consécration à cette vérité fondamentale de l'hydrologie que nous avons entrepris ces recherches. Nous limiterons, bien entendu, le cadre de nos expériences et de nos applications thérapeutiques à la seule station de Bagnères-de-Luchon.

Les eaux sulfureuses révèlent leur présence par une odeur spéciale et bien connue, celle de l'hydrogène sulfuré. Ce gaz existe primitivement dans les eaux, ou s'y forme *au moment où il se dégage*, sous l'influence de l'oxygène et de l'acide carbonique de l'air, et peut-être d'autres causes mal déterminées, dont nous aurons l'occasion de dire quelques mots. On peut donc le considérer comme renfermé dans les eaux sous deux états : *libre* ou *combiné*. Or, c'est cet état de liberté (*s'il est vrai qu'il puisse exister*) ou de combinaison, qu'il est important de déterminer, pour le chimiste comme pour le médecin. Pour le chimiste, rien de ce qui touche à la science ne saurait lui être étranger : pour le médecin, la connaissance du mode de minéralisation d'agents aussi actifs que les eaux sulfureuses, lui est nécessaire.

Le problème au premier abord peut paraître

simple; il en est pourtant peu d'aussi compliqués en hydrologie. Il suffit de parcourir les innombrables écrits qui traitent de la question, pour en comprendre toute la difficulté. Si l'on pense que les composés du soufre sont par eux-mêmes très instables et faciles à se transformer l'un dans l'autre, que ces composés réagissent sans cesse avec les corps qui sont en leur présence, et qu'il est le plus souvent impossible au chimiste d'atténuer toutes les causes d'erreur dans l'examen des eaux sulfureuses, on comprendra et peut-être on excusera la contradiction des expériences, l'impuissance des réactifs et l'incertitude des résultats.

Cependant, s'il est vrai que l'ingrédient sulfureux se présente à nous comme un protée insaisissable, il n'est pas sans intérêt de rechercher sinon ce qu'il est, du moins ce qu'il paraît, comment, en un mot, il se comporte dans les conditions où on l'emploie en thérapeutique.

Le grand tort qu'ont eu les savants, c'est de vouloir à tout prix se faire une opinion sur l'essence même du principe sulfuré. L'idée de système domine l'analyste malgré lui.

Exemple : Pour Fourcroy, toutes les eaux sulfureuses sont assimilables à l'eau d'Enghien : elles sont toutes ou à peu près toutes *sulfhydriquées*, et pour lui, la présence de l'acide sulfhydrique dans les eaux émanant des profondeurs devient facile à expliquer; il s'y trouve à l'*état de dissolution*; pour un grand nombre d'autres savants dont nous citerons souvent les ouvrages, les eaux sulfureuses sont minéralisées par le *monosulfure seul* : ce sulfure, disent-ils, est le résultat d'un travail de réduction des sulfates qui se trouvent toujours à *l'état neutre*. Or, à un *sulfate neutre* correspondra un *sulfure neutre*, et une eau sera d'autant moins *sulfatée*, qu'elle sera plus *sulfurée*.

Généraliser et dogmatiser sont deux écueils à éviter, et l'étude du fait scientifique simple nous paraît, en pareille matière, la seule chose utile. Nous nous efforcerons donc de ne rapporter ici que des faits d'expérimentation et d'observation. Nous suivrons en cela les conseils de notre cher et savant maître, le Dr Garrigou, qui nous a inspiré ce travail et nous a prodigué sans mesure les richesses de son savoir et de son expérience (1).

Avant d'entrer au cœur du sujet, il nous paraît nécessaire de faire ressortir l'importance qu'il y a, en thèse générale, *au point de vue pratique*, à entreprendre ces recherches.

Toute bonne installation d'étuves, de salles d'inhalation, de salles de humage, etc., dépendra de la détermination, aussi précise que possible, des différentes réactions de ce principe salutaire dont le médecin recherche les effets. Un exemple rendra mieux notre pensée.

(1) Dans une conférence sur Luchon faite à Bordeaux en 1878 et dans un article (Généralités sur les eaux minérales), extrait de l'Echo des villes d'eaux, le Dr Garrigou avait déjà posé les bases de la thèse que nous soutenons.

L'eau de Challes (Savoie) renferme par litre 0 gr. 1972 de soufre, dont une partie notable existe à l'état de sulfhydrate de sulfure donnant environ 0 gr. 10 hydrogène sulfuré combiné au sulfure.

L'eau de Marlioz, qui contient 0 gr. 0168 soufre n'aura que 0 gr. 0085 hydrogène sulfuré. — Nous supposons que dans ces deux stations thermales les salles d'inhalation soient construites sur le même modèle : *un filet d'eau se brise avec violence sous un dôme métallique. Le choc et l'intervention de l'air mettent en liberté de l'hydrogène sulfuré, qui s'épand dans l'air ambiant.*

Le malade respirera à Marlioz un air extrêmement propre à la cure par inhalation, et à Challes il respirera un air qui pourrait être toxique, sans les précautions qui sont prises, en raison de la trop grande quantité d'acide sulfhydrique libéré par la *dissociation du sulfhydrate*. Donc l'aménagement qui convient admirablement à Marlioz, qui conviendrait à Challes, si la quantité énorme de soufre devait se traduire en sulfure basique, ne lui conviendra absolument pas, s'il est démontré que le soufre existe dans cette eau à l'état de sulfhydrate de sulfure ; d'où l'importance de la *détermination de la nature du principe sulfuré*. Il nous serait facile de multiplier les comparaisons et les rapprochements, s'il n'avait été déjà surabondamment démontré que la chimie hydrologique et la thérapeutique thermale sont sœurs et doivent toujours être considérées par le médecin comme inséparables l'une de l'autre.

Ces considérations préliminaires laissent entrevoir quel sera le but de nos recherches, et quelle importance pratique nous attachons à une question en apparence purement scientifique.

Nous exposerons comme il suit les observations et les expériences que nous avons faites à Bagnères de Luchon.

Dans un premier chapitre, nous rappellerons aussi brièvement que possible, tout en nous efforçant d'être complet, l'opinion des principaux savants qui ont traité la question.

Dans le deuxième, seront énumérées les expériences que nous avons faites aux sources même de Bayen et du Pré n° 1 ainsi que les conclusions auxquelles nous sommes arrivé. Le troisième résumera les travaux faits au laboratoire. Nous essayerons d'établir dans le quatrième la légitimité de nos conclusions par des considérations d'un ordre purement scientifique et tirées des derniers travaux de MM. Berthelot et Béchamp.

Le cinquième comportera l'application des faits scientifiques à l'installation idéale d'un établissement thermal à Luchon.

Finalement des conclusions résumeront notre travail.

Telle sera notre tâche : si modeste qu'elle soit, elle excéderait encore nos forces, et, dès les premiers pas nous serions arrêté, si nous n'avions pour nous soutenir l'encouragement bienveillant, et pour éclairer notre route, les lumières de notre maître sympathique le Dr Garrigou. Avec un dévouement dont nous ne pourrons jamais être assez reconnaissant, il nous a ouvert les richesses de son laboratoire et a mis à nos côtés pour nous seconder dans ces recherches toujours difficiles, son intelligent et habile préparateur, M. Saloz, que nous prions de recevoir ici une part des justes remerciements que nous tenons à adresser publiquement à notre maître vénéré.

CHAPITRE PREMIER.

Historique.

PREMIÈRE PÉRIODE (1766-1827)

Bayen le premier apporta un peu de précision dans la détermination du principe sulfuré, et il n'est pas sans intérêt de constater qu'il est arrivé d'emblée à une interprétation rationnelle. Son hypothèse n'est autre que celle du *sulfure*, qui, plus tard, sera reprise par des analystes distingués et traduite dans la science sous le nom de théorie du *monosulfure*. Bayen, ayant constaté la présence du *foie de soufre* dans les eaux de Luchon, conçoit de la manière suivante la formation de ce principe : « Une eau chaude qui tient en dissolution du natrum venant à rencontrer du soufre sublimé ou fait par des feux souterrains, ne tarde pas à s'en charger relativement à la quantité d'alcali, qu'elle contient, et elle arrive à la surface de la terre avec toutes les propriétés du foie de soufre (1). »

(1) Bayen. Opuscules chimiques, t. I, p. 196. 1766.

Save pharmacien, contemporain de Bayen, méconnut le sulfure et ne signala qu'un composé du soufre, l'hydrogène sulfuré, qui existe dans les eaux, dit-il, libre de toute combinaison.

Fourcroy parut un moment devoir arrêter l'essor des recherches analytiques sur les eaux sulfureuses. Après sa remarquable analyse des eaux d'Enghien (1) dans laquelle il avait été extraordinairement favorisé par la simplicité de l'ingrédient sulfuré, il se crut en droit de généraliser ce qui n'est qu'une exception, et d'appliquer à la majeure partie des eaux sulfureuses la sulfuration par l'hydrogène sulfuré, qu'il avait légitimement constatée à Enghien. Sur la foi de Bayen, il veut bien admettre la possibilité du sulfure : mais le fait est rare selon lui.

Croyant la question définitivement jugée, il écrivit cette phrase audacieuse : « Il ne reste plus rien à désirer sur les eaux sulfureuses, elles sont aussi bien connues que les eaux acidules (2). »

En Angleterre des recherches semblables se poursuivaient activement. Kirwan (3) admettait en 1799 que les eaux sulfureuses peuvent réceler des sulfures ou des sulfhydrates de sulfure, désignant les premiers de ces composés salins sous

(1) Fourcroy. Analyse de l'eau sulfureuse d'Enghien, 1787.

(2) Fourcroy. Système des connaissances chimiques, t. II, p. 546. Edit. brumaire an IX.

(3) Kirwan. An essay of analysis of mineral waters, etc., p. 61.

le nom de *hépatules alcalins* et les derniers sous celui de *hépars*.

Saunders (1) présente également les propriétés des eaux sulfureuses comme dérivant tantôt de l'hydrogène sulfuré libre, tantôt de cet acide saturant un alcali.

Ce double mode de composition des eaux sulfureuses est proclamé par Thomson (2).

Les premières années du siècle furent marquées par des progrès peu sensibles.

Bouillon-Lagrange (3) s'exprime ainsi : « Dans » presque toutes les eaux sulfureuses, le principe » qui les caractérise se trouve combiné dans l'état » de sulfure alcalin ou de sulfure de fer. Le plus » souvent ce dernier composé se trouve uni au gaz » hydrogène, ce qui forme un gaz hydrogéne sul- » furé, lequel est soluble dans l'eau. » Quelques analyses qu'il cite dans son livre méritent d'être rappelées ici.

CAUTERETS (analyse par T. et J.).

Eau pure...............	20 onces.
Hydrogène sulfuré......	1/3 de volume.
Carbonate de soude.....	2 grains.
Muriate de soude.......	1 grain.

(1) Saunders. Treatise of the chemical history aud medical powers of some of the most celebrated mineral waters, p. 403.

(2) Thomson. Syst. de chimie, t. III, p. 256, 2e édition.

(3) Bouillon-Lagrange. Essai sur les eaux minérales naturelles et artificielles. Paris, 1811, p. 445.

Luchon (analyse par T et J.).

Eau pure...............	20 onces.
Hydrogène sulfuré......	1/3 de volume.
Carbonate de soude.....	3 grains.
Muriate de soude.......	1/2 grain.

Eaux-Bonnes (analyse par T. et J.).

Eau pure...............	20 onces.
Hydrogène sulfuré......	1/3 de volume.
Muriate de soude.......	3 grains.
Sulfate de magnésie.....	1 grain.

Il est aisé de voir combien au point de vue de l'analyse on a peu progressé depuis Bayen.

Cette première période est close par Longchamp qui envisage la question différemment. Il émet ainsi son opinion : « Dans les eaux sulfureuses des Hautes-Pyrénées le soufre est combiné avec la soude, et forme un hydrosulfure, peut être mélangé un peu de sulfure hydrogéné, ce qu'il est difficile de déterminer avec précision. »

Puis, parlant de l'alcalinité, il dit : « On est forcé de reconnaître que la soude est à l'état caustique dans les eaux de Barèges, de Cauterets, de Saint-Sauveur. » Et plus loin : « Les eaux présentent un phénomène assez intéressant; car quoiqu'elles contiennent de l'alcali caustique en grand excès, eu égard au peu de soufre qu'elles renferment, elles laissent cependant dégager de l'hydrogène sulfuré par l'ébullition, mais il faut remarquer que cet acide ne quitte le liquide qu'avec une grande difficulté (1). »

Belle conception qui devançait de plus de 50 ans les remarquables inductions de Berthelot, qu'on trouvera au quatrième chapitre.

DEUXIÈME PÉRIODE (1827-1860).

Nous arrivons à une époque où la chimie analytique prend un rapide essor. Berzelius venait de doter la science de méthodes nouvelles, et ses analyses des principales eaux allemandes se présentaient aux savants comme les meilleurs modèles à suivre. Anglada fait paraître en 1827 ses *Mémoires*, réunissant toutes les expériences nouvelles qu'il a tentées sur les eaux des Pyrénées. Il explique comment il a dû s'affranchir des erreurs qui avaient cours dans la science : « On admettait en principe des eaux sulfureuses hydro-sulfuriquées, des sulfureuses hydro-sulfatées et des sulfureuses hydro-sulfatées sulfurées. Lorsque j'entrepris mes recherches sur les eaux des Pyrénées, je m'attendais, je dois le dire, à retrouver plusieurs de ces modifications de formes. . . . .
. . . . Dans ce grand nombre d'eaux sulfureuses

(1) Longchamp. Notes sur les eaux sulfureuses de Baréges, Cauterets, Saint-Sauveur, etc., in Annales de physique et de chimie, 1823.

que j'ai étudiées, s'est toujours reproduite une constitution uniforme et nulle d'entr'elles ne m'a offert de l'acide hydrosulfurique libre. Partout j'ai eu à constater l'existence d'un hydrosulfate. Toutes nos eaux ont été reconnues comme sulfureuses hydro-sulfatées. Ce résultat m'avait causé du mécompte. Il contrariait mes préventions théoriques; il avait contre lui le sentiment classique des chimistes (1). » Les expériences d'Anglada consistaient à soumettre aux mêmes réactifs de l'eau minérale, de l'eau ordinaire tenant en suspension du monosulfure et de l'eau ayant dissous du sulfhydrate. L'eau minérale s'est toujours comportée comme l'eau du monosulfure.

Amédée Fontan (2), médecin à Luchon, frappé de la facilité avec laquelle le soufre se précipite dans l'eau (blanchiment), ou se dépose en efflorescences sublimées dans les conduits, conçut des doutes sur la nature du principe sulfuré accrédité par Anglada. Il entreprit des expériences qui l'autorisèrent à admettre le sulfhydrate. Comme Anglada, il généralisa et fit de toutes les eaux pyrénéennes des eaux sulfhydratées.

Des dissentiments aussi accentués contraignirent l'Académie de médecine à intervenir dans le débat. Boullay et O. Henry, désignés pour résoudre le problème, reconnurent qu'Anglada avait parfaite-

(1) Anglada. Mémoires, 1827, t. II, p. 209.

(2 A. Fontan. Recherches sur les eaux minérales des Pyrénées, de l'Allemagne, de la Belgique, etc. 1853.

ment opéré avec un monosulfure dans ses expériences comparatives, et que le reproche à lui adressé par Fontan n'était pas fondé. Après avoir répété les expériences d'Anglada, en faisant intervenir deux nouveaux réactifs, le sulfate manganeux et le sulfate de zinc, ils voulurent déterminer la nature du sulfure, en évaluant la quantité de sodium combiné au soufre : ils dosèrent d'abord la soude totale, de laquelle fut retranchée celle qui devait se combiner avec les acides sulfurique silicique, carbonique, chlorhydrique. Ce qui restait revenait au soufre. Ils trouvèrent à Barèges (source de l'entrée) un reste de 0 gr. 0260 soude exigeant 0 gr. 0134 soufre pour former un monosulfure. La quantité réelle du soufre dans l'eau est 0 gr. 0147.

Il y a donc dans l'eau un excès de soufre égal à

$$0,0147 - 0,0134 = 0,0013.$$

D'après la théorie du sulfhydrate l'excès devrait être de 0,0134, c'est-à-dire, dix fois plus grand.

Boullay et Henry tout en confirmant les idées d'Anglada reconnurent que le sulfure n'existe pas seulement à l'état neutre, mais accompagné de plus ou moins grandes quantités d'acide sulfhydrique libre.

M. Filhol devait apporter une dernière consécration à la théorie du monosulfure. Il reprit intégralement les expériences d'Anglada, de Fontan, de Boullay et O. Henry ; mais il les compléta par l'adjonction de deux réactions importantes : celles du sulfate de plomb et du carbonate de plomb. Son *traité des eaux minérales des Pyrenées* (1) renferme sur cette importante question un chapitre remarquable par la lucidité, l'ampleur des développements, et la logique des idées. Pour lui le doute n'est pas possible : c'est bien du monosulfure, et rien que du monosulfure que renferme l'eau de la source Bayen, à Luchon, celle, dit-il, qui serait le plus favorable à l'hypothèse du sulfhydrate.

TROISIÈME PÉRIODE (à partir de 1853)

Il n'est pas sans intérêt de constater que jusqu'à présent on s'est plu à voir dans toutes les eaux pyrénéennes, je pourrais ajouter dans la presque totalité des eaux sulfureuses, un type uniforme. On est tenté d'admettre une origine d'une même nappe profonde, et l'ascension dans des cheminées aquifères de même nature. Il est pourtant un phénomène, qui aurait dû attirer l'attention des observateurs, c'est comme l'ont fait remarquer d'abord le Docteur F. Garrigou (2) dans diverses publications, puis M. Duhourcau de Cauterets (3) la

(1) Filhol. Traité des eaux minérales des Pyrénées, 1853. Toulouse.

(2) Conférence sur Luchon (Bordeaux). Généralités sur les eaux minérales. Monographie de Bagnères-de-Luchon, etc.

(3) Duhourcau. De la nature du principe sulfuré des eaux de Cauterets (mémoire couronné).

manière différente dont ces eaux se comportent au contact de l'air, qui lui aussi est un réactif, et des plus importants pour les eaux sulfureuses. Pourquoi des eaux *blanchissantes* et d'autres qui ne le sont pas, des eaux dont l'odeur sulfhydriquée est rapidement avivée par l'exposition à l'air, et d'autres qui ne subissent qu'une altération lente, pourquoi des eaux que la chaleur modifie facilement, et d'autres à peu près fixes à l'ébullition ?

Malgré les admirables découvertes et l'autorité incontestée de M. Filhol le doute ne pouvait manquer de percer dans les esprits. M. F. Garrigou le premier s'éleva contre l'exclusivisme de ses devanciers : il reconnut que « tous les hydrologistes qui « ont généralisé jusqu'ici à toutes les sources des « Pyrénées les résultats de leurs recherches res- « treintes à une seule station se sont trompés. Et « ceux qui examinant chaque source à son tour « ont indiqué dans toutes un principe sulfuré de « même nature ont commis une erreur plus consi- « dérable encore. » (1)

Reprenant les expériences faites avant lui et les complétant par des recherches nouvelles, il conclut à l'existence dans certaines eaux sulfureuses du sulfhydrate de sulfure. Ses meilleures preuves sont tirées :

1° du blanchiment de l'eau, qui suivant Bunsen et Fresenius, est toujours l'indice de la présence du sulfhydrate de sulfure ;

(1) Garrigou. Monographie de Bagnères-de-Luchon, 1872, p. 271.

2° du mode de décomposition de l'ingrédient sulfuré lorsque l'eau est portée à l'ébullition : cette décomposition s'effectue en deux temps ; dans le premier passe un excès d'hydrogène sulfuré, c'est le sulfhydrate qui se décompose ; dans le second se produit un dégagement uniforme ou lentement décroissant d'hydrogène sulfuré ; c'est le monosulfure qui se décompose à son tour ;

3° de l'action du sulfate de plomb et du carbonate de plomb. Les eaux se désulfurent complétement et deviennent acides : d'un côté il est mis en liberté de l'acide sulfurique et de l'autre de l'acide carbonique.

4° du dégagement d'hydrogène sulfuré qui se produit dans le vide, etc., etc.

M.Béchamp vint à son tour jeter quelque lumière sur cette question toujours controversée, et dont la solution paraissait s'éloigner à mesure que progressait la science . Après avoir étudié la manière de se comporter du nitro-prussiate de soude ou réactif de Playfair en présence des différents composés de soufre, il répéta ses mêmes expériences sur les eaux sulfureuses .On les trouvera consignées dans les Annales de physique et de chimie.(1)

Il conclut que « l'eau en grande masse, par « l'effet de sa nature d'acide tendant à saturer un

(1) Béchamp, Annales de physique et de chimie, t. XVI, 4e série, p. 202.

« oxyde, détruit les sulfures alcalins ou les sulfhy-
« drates de sulfure, de manière qu'à un moment
« donné la dissolution ne contient plus que de
« l'alcali libre et de l'acide sulfhydrique libre. Il y
« a plus ; dans les solutions étendues le nitro-prus-
« siate ne peut plus, par affinité prédisposante,
« provoquer comme dans les solutions plus con-
« centrées la formation de la combinaison colorée :
« l'acide sulfhydrique libre et l'alcali libre résistent
« en présence du nitro-prussiate : la preuve, c'est
« que l'addition de potasse dans ces conditions pro-
« voque par son affinité la formation du sulfure
« accusé aussitôt par la coloration ».

Appliquant sa théorie aux eaux d'Amélie et de Bonnes, qui ne donnent qu'après plusieurs secondes une coloration violette ou bleue, M. Béchamp écrit : « Je n'hésite pas à conclure que ces
« eaux ne contiennent point de sulfure de sodium
« ni d'autre sulfure actuellement formé : ces eaux
« doivent être considérées comme contenant de la
« soude caustique libre et de l'hydrogène sulfuré
« également libre »,

M. Béchamp revient ainsi aux idées de Lonchamp.

M. Filhol a répondu à M. Béchamp. On lira dans les Annales de physique et de chimie T. XXVIII 1re série, Avril 1878, les résultats opposés qu'il a obtenus.

Nous résumerons néanmoins en peu de mots la réponse de M. Filhol :

Il ne faut pas, à l'exemple de M. Béchamp, assimiler les sulfures de potassium et de sodium aux sulfure de calcium, chlorures de magnésium et d'antimoine, sels de bismuth, de mercure, etc. Ces derniers sels se décomposent en effet par l'eau, parce que leurs *hydrates ou les sous-sels sont insolubles*. Les oxydes alcalins étant très solubles, les sulfures restent en dissolution sans se détruire. Il cite l'opinion de H. Rose sur les borate et silicate de soude, et démontre par des exemples que, dans certaines réactions on interprète mal la formation du précipité.

Pour les colorations avec le nitro-prussiate de soude, M. Filhol croit qu'on aura de la peine à admettre qu'un simple changement de nuance suffise pour prouver qu'il s'est formé du sulfhydrate là où il y a un monosulfure, et que l'absence de coloration dans une solution diluée implique l'absence absolue du sulfure. La lenteur avec laquelle la coloration par le nitro-prussiate apparaît, quand la quantité d'eau est très considérable, n'a rien qui doive surprendre. Cette lenteur qu'on observe dans une multitude de cas, en opérant sur des solutions très étendues ne suffit pas pour prouver que le sulfure alcalin qui aurait cessé d'exister, se reconstitue sous l'influence du nitro-prussiate.

Suivent des expériences qui confirment à M. Filhol son opinion première.

CHAPITRE II.

Travaux aux sources.

Nos expériences ont été faites avec l'eau de la source Bayen et de la source du Pré n° 1, aux sources mêmes.

I. — Travaux à la source Bayen.

La source Bayen fait partie du groupe nord. C'est la plus chaude et la plus sulfurée de ce groupe, ainsi que de celles qui forment le groupe sud. Elle naît dans une faille du granit. Elle est entourée par les sources les plus chaudes et les plus sulfurées de ce groupe nord.

Sa température habituelle est de 65°.

Elle était, le 15 septembre, de 65,7 (1).

(1) Cette température a été prise par le Dr F. Garrigou et par nous avec le thermomètre à maxima Walferdin, n° 4030 de l'habile et consciencieux constructeur Baudin. Ce thermomètre est celui qui sert toujours au Dr Garrigou pour ses recherches thermométriques sur les sources.

La température de la galerie était de 30° environ.

L'odeur sulfurée est à peine perceptible dans le voisinage de la source. Elle est beaucoup plus prononcée lorsqu'on enlève la pierre obturatrice du petit bassin de captage.

Le papier saturnin brunit lentement dans la galerie et au bout de vingt-quatre heures il est complètement noir.

Il brunit rapidement lorsqu'on l'expose au-dessus de la source et après un quart d'heure il est noir.

A la surface de l'eau flottent des débris blanchâtres de matière organique et le fond du bassin, construit sur la source, est tapissé par une sorte de boue noirâtre, organique et argileuse.

Les roches voisines ne présentent pas de dépôt de soufre, mais une sulfatisation assez abondante.

EXPÉRIENCES.

Exp. n° 1. *a) Détermination du degré sulfurométrique.* — On a d'abord fait un essai approximatif de la manière suivante, adoptée par le Dr Garrigou.

Dans une éprouvette graduée, bouchant à l'émeri, on a introduit 500 cc. d'eau minérale, puis, 5 cc. d'amidon et du chlorure de baryum en excès. Après avoir agité, on a ajouté avec précaution une liqueur iodée, contenant 0 g. 0050 d'iode pour 1 cc., jusqu'à l'apparition de la couleur bleue persistante.

Après chaque addition de liqueur iodée, on bouchait et on agitait. Pour obtenir le bleuissement persistant, il a fallu ajouter 24 cc. 2 de liqueur iodée soit 242 divisions de la burette.

Ensuite on a fait un dosage rigoureux de la manière suivante :

Pour 500 cc. d'eau minérale introduits dans l'éprouvette avec 5 cc. d'amidon et du chlorure de baryum en excès, on a ajouté d'un seul temps 23 cc. 6 de liqueur iodée, soit 236 divisions de la burette. Après avoir agité, on a ajouté de la liqueur iodée avec beaucoup de précautions, jusqu'à l'apparition d'une teinte bleue faible, mais persistante.

On lit alors sur la burette, 243 divisions.

Ces 243 divisions de la burette contenant une liqueur iodée au titre exact de 0 gr. 005 pour 10 divisions correspondent à 0 gr. 0153 de soufre.

L'essai ayant été fait sur 500 cc. d'eau, cela fait 0,0306 de soufre par litre.

b) Soufre des hyposulfites. — Un litre d'eau est traité par le nitrate de cadmium en excès. Le nitrate de cadmium précipite le soufre de l'acide sulfhydrique libre ou des sulfures, mais ne réagit pas sur les hyposulfites.

Après repos, on décante 500 cc. du liquide clair et on dose le soufre des hyposulfites au moyen d'une liqueur iodée 1/100 N.

Il a fallu 15 divisions de liqueur iodée pour obtenir une légère teinte persistante. Ces 15 divisions représentent 0,00024 de soufre.

Ce qui donne par litre 0 gr. 0005 à peu près.

Exp. n° 2). *Essai à la lame d'argent.* — *a*) Une lame d'argent pur, parfaitement décapée, a été plongée rapidement dans la source, retirée immédiatement et lavée aussitôt dans de l'eau distillée bouillie, légèrement alcalinisée par de la soude pure

Cette lame transportée hors de la galerie, bien enveloppée entre plusieurs doubles de papier à filtres, n'était pas sensiblement brunie.

b) La nouvelle lame d'argent, décapée à nouveau, a été plongée dans la source, maintenue à quelques centimètres du fond du bassin au moyen d'un fil attaché à une baguette de verre placée en travers de l'ouverture, puis la source a été recouverte de la pierre obturatrice. Au bout d'une heure d'immersion, elle a été retirée rapidement, puis lavée et transportée hors de la galerie avec les mêmes précautions que dans l'expérience précédente.

Elle était alors sensiblement brunie.

On ne peut pas attribuer ce léger brunissement à l'action de l'air, cette action ayant été la même dans l'expérience *a*.

Il est donc certain que la lame a été légèrement brunie dans la source même.

Une expérience comparative faite avec de l'eau sulfurée artificielle contenant du *sulfhydrate de sulfure de sodium* (eau de la Picque bouillie, à laquelle on a ajouté du sulfhydrate de sulfure) au même titre et à la même température que l'eau de la source Bayen, a donné un résultat identique à celui donné par cette dernière.

Exp. n° 3. — Dans quatre éprouvettes contenant 500 cc. et bouchées à l'émeri on a introduit.

Eprouvette. I° Grand excès de sulfate de plomb.
id. II° 10 cc., solution concentrée sulfate de manganèse.
id. III° 10 cc. Solution concentrée, sulfate de zinc (1).
id. IV° 10 cc. » » acétate de zinc.

Enfin dans un ballon d'une contenance d'un litre, on a introduit 20 cc., solution sulfate de manganèse. Ce ballon est bouché au moyen d'un bon bouchon de caoutchouc (2). Ce bouchon est percé de deux trous donnant passage à deux tubes dont l'un plonge à quelques centimètres du fond du ballon, tandis que l'autre affleure la face inférieure du bouchon. A l'extérieur, ces deux tubes sont recourbés. Nous avons employé ce mode de fermeture afin de pouvoir mettre le ballon en communication avec une cloche remplie d'azote.

Le ballon doit être mis en communication avec la cloche, au moyen du tube dont la branche intérieure affleure la face inférieure du bouchon. L'azote peut donc arriver, entrer librement, sans barbotter dans le liquide. Le tube dont une des

(1) Tous ces réactifs sont chimiquement purs, ce dont nous nous sommes assuré nous-même.

(2) Ce bouchon avait été préalablement désulfuré à sa surface par macération dans une lessive de potasse bouillante, puis complètement lavé à l'eau distillée bouillante.

branches plonge dans le ballon servira à siphonner l'eau minérale en temps voulu.

Le ballon et les quatre éprouvettes sont remplis à la source même, bien bouchés ; on agite vigoureusement les éprouvettes et le tout est transporté soigneusement au laboratoire, On met aussitôt le ballon en communication avec la cloche contenant l'azote. (Voir chap. III).

Exp. No 4. *Essai avec le réactif de Playfair.* Le réactif de Playfair (nitroprussiate de soude) est essayé plusieurs fois.

Dans de l'eau Bayen un peu refroidie (55 cc. environ) on verse quelque gouttes de réactif. Il ne se produit pas de coloration instantanée. Au bout de deux ou trois secondes apparaît une teinte bleu violacé, un peu grisâtre (teinte ardoisée) extrêmement fugace à laquelle succède bientôt une teinte gris jaunâtre persistante.

Un essai comparatif fait avec de l'eau de rivière bouillie et sulfurée artificiellement avec du sulfhydrate de sulfure de sodium, au même titre que l'eau minérale et à la températura de 55° a donné un résultat à peu près identique au précédent. La différence est si peu sensible qu'il serait difficile de la préciser.

Un autre essai fait avec de l'eau de rivière bouillie et sulfurée avec du *monosulfure de sodium* à la température de 55o et au même titre sulfhydrométrique que les précédentes a donné les résultats suivants :

Coloration pourpre instantanée, fugace, à laquelle succède une teinte violacée, puis une teinte verdâtre et enfin une teinte gris jaune.

Les mêmes expériences ont été faites sur l'eau minérale et sur l'eau artificielle à 15o. Elles ont donné les résultats suivants :

a) *Eau minérale.* — Pas de coloration instantanée (1). Au bout de quelques secondes, apparition bien sensible d'une teinte ardoisée assez fugace à laquelle succède une belle coloration bleue. Cette coloration bleue se modifie peu à peu, tourne au violet bleu, puis au violet sale, au vert jaunâtre et enfin au jaune grisâtre.

b) Eau de rivière bouillie et contenant du *sulfhydrate de sulfure*, au même titre que l'eau minérale — résultat à peu près identique au précédent.

c) Eau de rivière bouillie et contenant du monosulfure de sodium au même titre sulfhydrométrique que les précédentes.

Coloration pourpre magnifique et instantanée, passant au violet après quelques secondes, puis au violet bleu, au bleu violet pour revenir au violet bleu sale puis au violet sale, au vert jaunâtre et enfin au jaune grisâtre persistant.

Travaux à la source du Pré.

La source du Pré no 1 naît dans le granit du groupe

(1) Avec beaucoup d'attention on aperçoit une teinte légèrement pourprée à peine sensible et presque instantanée.

sud. C'est la plus chaude et la plus sulfurée de ce groupe. Sur les roches voisines on remarque des sulfatisations légères.

Toutes les expériences faites à la source Bayen ont été répétées à la source du Pré.

Nous ne ferons que les résumer, sans entrer dans les détails.

1o Degré sulfurométrique = 0 gr. 0297 de soufre par litre.

2o Le papier saturnin noircit lentement dans la galerie et il est complètement noir après 24 heures.

Il brunit rapidement lorsqu'on l'expose au-dessus de la source et il est complètement noir après un quart d'heure.

3o Une lame d'argent, après une heure d'immersion dans la source offre une teinte générale rappelant celle de l'acier légèrement bleui, teinte toute à fait différente de celle obtenue dans la source Bayen.

Le réactif de Playfair a été essayé sur l'eau refroidie à 15o environ. Les résultats obtenus sont tout à fait analogues à ceux fournis par la source Bayen

On remplit à la source :

2 éprouvettes bouchées à l'émeri dans lesquelles on avait préalablement introduit :

1o Sulfate de Plomb en excès.

2o 10 cc., solution sulfate de manganèse.

Ces éprouvettes sont bien bouchées, agitées et transportées au laboratoire.

Conclusions. — Le brunissement rapide du papier saturnin exposé au-dessus de la source, la présence de vapeurs sulfhydriquées dans la galerie, la légère teinte brune que prend une lame d'argent plongée suffisamment longtemps dans la source nous permettent de tirer la conclusion suivante :

L'eau de la source Bayen, de même que celle de la source du Pré n° 1, ne contient pas seulement un principe sulfuré fixe, mais elle contient en outre une quantité plus ou moins grande d'acide sulfhydrique libre ou facile à libérer.

Le réactif de Playfair se comporte avec l'eau de ces deux sources à peu près comme l'eau artificielle au sulfhydrate de sulfure, surtout avec l'eau de Bayen. Le réactif de Playfair indiquerait donc la présence d'un sulfhydrate de sulfure dans l'eau de ces deux sources.

CHAPITRE III

Travaux de laboratoire.

SOURCE BAYEN

Exp. n° 1. *Examen des éprouvettes* (page 28). Pour la première, contenant un excès de sulfate de plomb, on agite vigoureusement, on laisse reposer, puis on décante le liquide clair. Cette eau fait virer au rouge pourpre la teinture de tournesol sensibilisée. Or l'eau est alcaline et le réactif est neutre. Il a donc fallu la mise en liberté d'un acide qui ne peut être que l'acide sulfurique.

Supposons que le composé sulfuré soit du monosulfure de sodium, la réaction sera représentée par la formule :

$$PbSO^4 + Na^2S = PbS + Na^2SO^4.$$

En admettant le sulfhydrate, la réaction devient :

$$2\,(PbSO^4) + Na^2SH^2S = 2\,PbS + Na^2SO^4 + H^2SO^4.$$

Ces deux réactions exprimées par les formules précédentes, sont celles qui se passent réellement dans une eau, ne renfermant que le composé sulfuré monosulfure ou sulfhydrate de sulfure. L'eau minérale, au contraire, présente une composition très complexe ; elle renferme, à côté du composé sulfuré, une quantité considérable de sels alcalins (silicates et carbonates). L'acide sulfurique mis en liberté suivant la 2e formule, devra donc se combiner avec les sels alcalins en partie ou en totalité.

En outre il serait possible que les sels alcalins eussent une action directe sur le sulfate de plomb.

La deuxième éprouvette dont l'eau a été traitée par le sulfate de manganèse est débouchée. Il s'en exhale une odeur sulfhydriquée manifeste. Le papier saturnin est bruni par la seule exposition près de la surface de l'eau, elle possède une réaction franchement alcaline. Il est évident que l'eau a été *incomplètement désulfurée* par le réactif. Or si l'eau renferme un sulfure basique, il est entièrement précipité par le sulfate manganeux, en effet :

$$MnSO^4 + Na^2S = MnS + Na^2SO^4.$$

Si au contraire, à côté du sulfure se trouve de l'hydrogène sulfuré libre ou combiné, le réaction devient :

$$MnSO^4 + Na^2SH^2S = MnS + Na^2SO^4 + H^2S.$$

On a dosé l'acide sulfhydrique mis en liberté, par le sulfate manganeux.

Pour cela on s'est servi de l'eau contenue dans le ballon (1), après deux jours de repos en présence de l'azote. On a siphonné le liquide parfaitement limpide, en le recevant directement dans un flacon dans lequel on avait introduit un excès de nitrate de cadmium.

Le précipité de sulfure de cadmium est séparé par décantation et filtration. Après avoir été bien lavé, il est oxydé au moyen de l'acide azotique fumant, exempt d'acide sulfurique. La solution acide est évaporée à siccité au bain-marie et le résidu est repris par l'eau distillée et une ou deux gouttes d'acide chlorhydrique. Après filtration, on précipite à chaud l'acide sulfurique par le chlorure de baryum. Le sulfate de baryte formé est recueilli sur un petit filtre dont le poids des cendres est connu et il est parfaitement lavé. Le filtre et le précipité sont séchés à 100°. On fait tomber le sulfate

(1) Voir à la page 28.

de baryte dans un creuset de platine dont le poids est exactement déterminé, on brule le filtre enroulé dans une spirale formée par un fil de platine et on fait tomber les cendres dans le creuset avec précaution, enfin on calcine et on pèse.

Le soufre calculé d'après les données de la pesée et rapporté à 1 litre à la température de la source = 0 gr. 0073.

La troisième éprouvette ne contient plus trace d'hydrogène sulfuré. Le sulfate de zinc a précipité tout le soufre. Cette expérience semble être en contradiction avec la précédente, car théoriquement la réaction serait exprimée par la formule :

$$ZnSO^4 + (Na^2SH^2S) = ZnS + Na^2SO^4 + H^2S.$$

Mais H^2S réagit à son tour avec $ZnSo^4$. En effet, les sels de zinc neutres même à acides forts sont partiellement précipités par H^2S ; et cela jusqu'à ce que l'acide mis en liberté soit assez abondant pour empêcher la formation de ZnS. La réaction se passe donc bien de la façon suivante dans l'eau minérale :

$$2\,(ZnSO^4) + Na^2SH^2S) = 2\,(ZnS) + Na^2SO^4 + H^2SO^4.$$

La liqueur devient acide, comme dans la réaction avec le sulfate de plomb.

L'eau de la 4e éprouvette avec acétate de zinc est de même complètement désulfurée. Elle rougit le papier de tournesol sensible.

Expérience n°2. — *Essai dans le vide.* — Sous le récipient de la machine pneumatique, on dispose, l'un à côté de l'autre, deux flacons contenant, l'un 20 cc. d'eau Bayen à 35° et l'autre 20 cc. d'eau de rivière bouillie renfermant du monosulfure, au même titre et à la même température. Ces deux flacons sont fermés par des feuilles de papier saturnin.

Si l'on fait le vide, on voit le papier saturnin recouvrant l'eau Bayen noircir à vue d'œil, même sur la face opposée à l'eau tandis que l'autre ne change pas de couleur. Après quelques minutes on arrête l'opération et on examine les deux papiers. Celui de Bayen est fortement noirci sur la face inférieure et bruni sur la face supérieure. Celui qui recouvrait la solution de monosulfure est bruni d'une manière à peine sensible, même sur la face inférieure.

Expérience n° 3. — *Examen par l'ébullition.* — On soumet à l'ébullition de l'eau minérale. Les vapeurs sont reçues dans des flacons à large goulot renfermant de l'eau distillée avec une quantité déterminée de liqueur iodée.

Cette opération demande à être conduite avec le plus grand soin pour éviter des pertes.

Un ballon d'une capacité un peu supérieure à 1 litre et contenant 800 cc. d'eau Bayen est surmonté d'un tube en *U* renversé, à branches inégales. La plus grande baigne au fond du flacon contenant la liqueur iodée. Le tube doit avoir un diamètre assez fort, 14 à 15 millimètres. La branche plongeant dans la liqueur iodée doit être assez longue pour que cette liqueur ne puisse pas remonter dans le ballon lors des soubresauts produits par la condensation des vapeurs.

Une série de 4 flacons à l'iode est préparée à l'avance et disposée à proximité du tube à dégagement. Chaque flacon, plongeant dans un vase rempli de neige, reçoit en outre une quantité de glace (eau distillée congelée) assez grande pour éviter que le liquide ne s'échauffe.

Dans le flacon n° 1, on reçoit les vapeurs qui se dégagent pendant les 5 premières minutes, comptées à partir du moment où *commence l'ébullition franche.*

Dans le flacon n° 2 les vapeurs des 5 minutes suivantes.

Dans le flacon n° 3 les vapeurs des 5 minutes suivantes,

Dans le flacon n° 4 les vapeurs de 5 minutes encore.

Puis avec une solution titrée d'hyposulfite on dose l'excès d'iode et on établit ainsi la quantité d'hydrogène sulfuré qui s'est dégagée dans ces opérations successives.

Les résultats trouvés rapportés à 1 litre sont :

Pendant les	5 prem. minut.	le fl.	n° 1	a retenu	0gr.,0098	soufre.
—	5 minut. suiv.	—	n° 2	—	0gr.,0046	—
—	—	—	n° 3	—	0gr.,0042	—
—	—	—	n° 4	—	0gr..0036	—

Nous pouvons affirmer que le chiffre 0gr., 0098

indiquant le soufre retenu dans le premier flacon, ne représente pas tout l'acide sulfhydrique dégagé pendant les 5 premières minutes et voici pourquoi. Pendant les deux ou trois premières minutes d'ébullition, l'acide sulfhydrique est mélangé avec l'air chassé par la vapeur d'eau. Cet air en s'échappant en grosses bulles entraîne avec lui une quantité notable d'acide sulfhydrique. En effet, un morceau de papier saturnin maintenu à l'ouverture du flacon pendant les premières minutes a noirci rapidement. Une fois l'air complètement expulsé (au bout de deux ou trois minutes), l'acide sulfhydrique est totalement absorbé par la liqueur iodée. Les chiffres représentant en soufre la quantité d'acide sulfhydrique dégagée après les 5 premières minutes sont donc exacts.

Cette expérience capitale a été répétée :

1° Avec de l'eau de rivière bouillie contenant du *monosulfure de sodium* au même titre sulfhydrométrique que l'eau Bayen.

2° Avec de l'eau distillée bouillie contenant du monosulfure de sodium toujours au même titre sulfhydrométrique.

Ces deux expériences ont été conduites en tous points comme celle avec l'eau Bayen. On a employé le même ballon et le même fourneau avec la même dépense de gaz. La quantité d'eau soumise à l'ébullition était également de 800 c. c.

Voici les résultats obtenus :

1° Eau de rivière.

Flacon	n° 1....	Soufre	= 0,0042.
—	n° 2....	—	= 0,0045.
—	n° 3....	—	= 0,0040.
—	n° 4....	—	= 0,0036.

2° Eau distillée.

Flacon	n° 1....	Soufre	= 0,0024.
—	n° 2....	—	= 0,0027.
—	n° 3....	—	= 0,0023.
—	n° 4....	—	= 0,0021.

Dans ces deux expériences, le premier chiffre est aussi un peu faible pour les mêmes raisons que celles indiquées précédemment, mais la perte est bien moindre que dans l'expérience avec l'eau Bayen. La quantité d'acide sulfhydrique dégagée pendant les cinq premières minutes étant beaucoup plus petite, il est évident que l'air a dû entraîner une quantité beaucoup moindre de ce gaz.

C'est du reste ce que nous avons constaté avec le papier saturnin.

On peut donc considérer comme à peu près constante ou plutôt comme uniformément décroissante la quantité d'acide sulfhydrique abandonnée par ces deux eaux sulfurées artificielles, sous l'influence de l'ébullition.

Ainsi que le prouvent les chiffres, l'eau Bayen se comporte d'une manière toute différente. En effet, elle donne pendant les cinq premières minutes d'ébullition un abondant dégagement d'acide sulfhydrique. Après les cinq premières minutes la quantité d'acide sulfhydrique expulsé diminue brusquement et alors le dégagement devient uniformément décroissant.

Afin de déterminer aussi exactement que possible la quantité d'acide sulfhydrique que l'eau Bayen abandonne à l'ébullition avant de donner un dégagement uniformément décroissant, on a répété l'expérience en atténuant autant que possible les causes de perte pendant les cinq premières minutes. L'air a été remplacé par de l'azote afin d'éviter l'oxydation des vapeurs sulfhydriques et au lieu de recevoir ces vapeurs dans une liqueur iodée, on les a reçues dans un flacon contenant une solution de nitrate de cadmium.

L'ouverture du flacon a été fermée au moyen d'une feuille de papier à filtrer, imbibé d'une solution de nitrate de cadmium. De cette façon, les bulles d'azote devaient forcément abandonner la plus grande partie de l'acide sulfhydrique entraîné par elles. Le reste de l'opération a été conduit comme dans les précédentes.

Le sulfure de cadmium a été oxydé et le soufre pesé à l'état de sulfate de baryte.

Voici les résultats ramenés à 1 litre.

Flacon n° 1, 5 premières minutes..........	Soufre	= 0gr.,0125
— n° 2, 5 minutes....................	—	= 0gr.,0042
— n° 3, 5 minutes....................	—	= 0gr.,0010
— n° 4, 5 minutes....................	—	= 0gr.,0033
Soufre restant dans l'eau du ballon aprè 20 minutes d'ébullition (1)................	—	— 0gr.,0050
Total.....	—	— 0gr.,0250

(1) Sitôt après avoir retiré le 4e flacon on a précipité le soufre restant dans l'eau du ballon par le nitrate de cadmium.

Exp. n° 4. — *Alcalinité de l'eau Bayen* : L'eau de la source Bayen est franchement alcaline, elle ramène au bleu la teinture de tournesol rougie. Cette alcalinité est due :

1° Au composé sulfuré;

2° Aux carbonates;

3° Aux silicates.

Si l'on avait un réactif capable de détruire entièrement l'alcalinité des carbonates et silicates sans autre réaction, il serait facile de déterminer l'équivalent d'acide sulfurique nécessaire pour neutraliser l'alcalinité due aux sulfures et par suite de déterminer la quantité de soufre nécessaire pour former des monosulfures. En retranchant cette quantité de soufre de la quantité totale, on aurait la proportion de soufre libre ou combiné aux monosulfures pour former des sulfhydrates.

Malheureusement la réaction des silicates est très complexe sur tous les réactifs employés.

On peut néanmoins procéder de la façon suivante:

Doser l'alcalinité totale, puis doser l'alcalinité après addition d'un réactif donnant un sulfure insoluble avec les monosulfures et mettant en liberté l'acide sufhydrique libre ou formant des sulfhydrates.

Nous avons vu que le sulfate manganeux est le réactif qui convient le mieux.

Nous avons fait ces essais alcalimétriques dont voici les résultats :

a. *Alcalinité totale* : 500 c. c. d'eau, additionnés de 100 divisions d'acide sulfurique, 1|10 normal, sont soumis à l'ébullition jusqu'à ce qu'un papier saturnin exposé à l'ouverture du ballon ne noircisse plus. On ajoute de la teinture de tournesol sensibilisée. La réaction est encore alcaline. On ajoute alors avec précaution de la liqueur sulfurique, 1/10 normal, jusqu'à ce que la couleur bleue vire au pourpre; on fait bouillir de nouveau et la coloration passe lentement au bleu. On ajoute de nouveau de l'acide sulfurique goutte à goutte. Quelques gouttes font virer au rouge pourpre. On fait bouillir de nouveau, la solution bleuit légèrement, mais reste pourprée.

L'opération est terminée.

On lit alors sur la burette 131,5 divisions, ce qui fait par litre 263 divisions acide sulfurique 1|10 normal.

Supposons que l'alcalinité totale soit due à des monosulfures, il faudrait une quantité de soufre égale à $263 \times 16 = 4208$, ce produit exprimant en centièmes de milligrammes la quantité de soufre cherchée par litre.

Ecrivons donc : Soufre = 0gr.,0420.

b. *Alcalinité après traitement par* $MnSO^4$.

On a vu d'autre part que l'eau désulfurée par le sulfate manganeux reste franchement alcaline. Cette alcalinité, dosée comme la précédente, correspond à 122 divisions acide sulfurique 1/10 normal. Nous pouvons dire à coup sûr que cette alcalinité restant après la réaction du sulfate manganeux n'est pas due à un composé sulfuré, autrement elle eût été neutralisée par l'acide sulfurique du sulfate manganeux, tandis que le soufre combiné aurait formé du sulfure de manganèse.

Si l'on calcule la quantité de soufre qui serait nécessaire pour former des mono-sulfures avec les bases dont l'alcalinité a été dosée après le traitement par le sulfate manganeux, on trouve :

$122 \times 16 = 1952$ centièmes de milligrammes.
Ecrivons donc : Soufre = 0,0195.

En retranchant ces 0 gr. 0195 de 0 gr. 0420, on a : 0 gr. 0225 exprimant la quantité de soufre combinée pour former un monosulfure. Or, la quantité totale de soufre dans l'eau Bayen est de 0 gr. 0306. En retranchant le soufre des hyposulfites, on a : 0 gr. 0306 — 0 gr. 0005 = 0 gr. 0301 pour le soufre du sulfure et du sulfhydrate.

Si, de ces 0 gr. 0301 de soufre, nous retranchons les 0 gr. 0225 que nous avons calculé comme formant des monosulfures, on a :

0 gr. 0301 — 0 gr. 0225 = 0 gr. 0076 exprimant la quantité de soufre de l'hydrogène sulfuré libre ou formant un sulfhydrate.

Ce chiffre s'écarte peu de celui trouvé par le dosage direct du soufre (0 gr. 0073) après désulfuration par le sulfate manganeux, chose toute naturelle, le même réactif étant intervenu dans les deux cas.

SOURCE DU PRÉ N° 1

Pour la source du Pré n° 1, nous avons dû nous contenter de faire des essais qualitatifs.

1° L'eau est complètement désulfurée par le sulfate de manganèse.

2° Traitée par le sulfate de plomb en excès, elle faisait virer au pourpre la liqueur sensibilisée de tournesol.

3° L'ébullition donne un dégagement d'hydrogène sulfuré, plus abondant pendant les premières minutes que pendant les suivantes.

Conclusions des essais au laboratoire. — 1° Les essais avec le sulfate de plomb, le sulfate de manganèse, le sulfate et l'acétate de zinc prouvent que le monosulfure n'existe pas seul dans l'eau Bayen.

2° Dans le vide l'eau minérale se comporte autrement que l'eau artificielle au monosulfure. Elle contient de l'hydrogène sulfuré libre ou facile à libérer.

3° Par l'ébullition, l'eau Bayen présente ce caractère remarquable, que le dégagement d'hydrogène sulfuré ne devient constant qu'après les *cinq premières minutes*. Ce phénomène ne se reproduit pas avec l'eau monosulfurée artificielle, dont le dégagement d'hydrogène sulfuré est constant d'emblée. Il est bien entendu que cette constance s'atténue des deux côtés de la même façon à mesure que l'eau se désulfure.

Dans l'eau Bayen, le sulfure n'existe donc pas seul ; il a près de lui de l'acide sulhydrique libre ou combiné.

La quantité de cet acide disparue dans les cinq premières minutes peut être évaluée à

0gr.,0132 par litre (chiffre fort.)

Cette expérience est concluante et presque décisive pour fixer l'opinion. Répétée trois fois, elle nous a donné des résultats *à peu près semblables.*

4° L'eau de la source du Pré donne des résultats peu différents.

CHAPITRE IV.

OPINION DE M. BERTHELOT SUR LA CONSTITUTION DES SULFURES ALCALINS

Nous rapporterons ici à l'appui des résultats que nous venons d'exposer, les dernières expériences entreprises par M. Berthelot, pour déterminer la constitution des sulfures alcalins et nous rappellerons brièvement les conclusions de M. Béchamp obtenues par une méthode totalement différente. C'est dans le travail de thermo-chimie de l'illustre professeur du Collège de France que nous puiserons nos renseignements. M. Berthelot admet ce principe : que la mesure de la chaleur dégagée dans les combinaisons donne la mesure des composés et qu'un sel, par exemple en voie de formation, est arrivé à sa constitution vraie lorsque le dégagement de chaleur est nul; un excès de l'un ou de l'autre composant n'ajoute rien au sel formé. Il est conduit par cette méthode à des résultats extrêmement instructifs. Pour les composés sulfureux notamment, il a fait des remarques que nous jugeons de la plus haute importance pour la these que nous défendons. Pour traduire tout entière la pensée du maître, il faut citer

ses paroles : « L'acide sulfhydrique et l'acide carbo-
« nique offrent dans leurs combinaisons certaines
« analogies et certaines dissemblances qui se retrou-
« vent dans les études thermiques ; il me semble
« utile de les signaler. Nous avons établi que les
« carbonates neutres de potasse et de soude sont
« stables en présence de l'eau, et qu'il en est de
« même des bicarbonates de potasse et de soude.
« Le carbonate d'ammoniaque seul est décompo-
« sable par l'eau d'une façon progressive, tandis
« que le bicarbonate d'ammoniaque est stable :
« circonstance qui nous a conduit à envisager les
« bicarbonates comme les véritables sels normaux
« de l'acide carbonique.

« La même conclusion s'applique à l'acide sul-
« fhydrique ; les sels normaux étant les *sulfhy-*
« *drates de sulfure*, et non les *sulfures alcalins*
« *neutres :* elle est d'autant plus nette que les sul-
« fures de potassium de sodium, aussi bien que
« celui d'ammonium, sont décomposables à peu
« près complètement par l'eau en sulfhydrates et en
« alcalis libres. On arrive à cette conclusion par la
« mesure des chaleurs dégagées lorsqu'on fait
« réagir successivement un et deux équivalents
« d'hydrogène sulfuré sur un et deux équivalents
« d'alcali.

« En effet, la chaleur dégagée croît proportion-
« nellement à la quantité d'alcali mise en présence
« de deux équivalents d'hydrogène sulfuré, tant

« que cette quantité est inférieure à un équivalent « de soude. J'ai trouvé que :

$H^2S^2 + NaO$ dégage $+ 7,7$ calories.
$H^2S^2 + AzH^3$ dégage $+ 6,2$ calories.

« nombres qui se rapportent à l'acide et à la base « dissous. Au-delà de ce terme l'excès d'alcali « n'exerce plus d'action thermique appréciable ; de « telle sorte que les réactions :

$$H^2S^2 + 2\,NaO \text{ ou } H^2S^2 + 2\,AzH^3.$$

« en présence de l'eau dégagent sensiblement les « mêmes quantités de chaleur que les réactions « dans lesquelles intervient un seul équivalent d'al- « cali. Le deuxième équivalent de soude ou d'am- « moniaque ne réagit donc point sur le sulfhydrate « de sulfure dissous. »

Ces expériences comportent un enseignement précieux : il est vraiment curieux de voir, contre toutes les prévisions, la combinaison de l'hydrogène sulfuré et de la soude, s'arrêter aux proportions de 2 d'acide pour 1 de base. Un excès de base ne se combine plus, *il reste libre*. Ce qui revient à dire que dans l'eau le sulfure basique ne peut exister. La logique permet de retourner la proposition et de dire : du sulfure basique cristallisé se détruira si on le dissout dans l'eau. Ce résultat facile à prévoir se confirme par l'expérience comme nous l'apprend M. Berthelot dans les lignes suivantes :

« La décomposition des sulfures alcalins propre-
« ment dits ou bibasiques, n'est tout à fait com-
« plète qu'en présence d'une grande quantité d'eau,
« au même titre que la décomposition des alcoo-
« lates alcalins et des sels basiques formés par les
« acides alcools. Au contraire les sulfhydrates de
« sulfure sont stables en présence de l'eau; sinon
« absolument, du moins presqu'au même titre que
« les bicarbonates. J'ajouterai encore que le sul-
« fhydrate de sodium et celui d'ammonium offrent,
« d'après mes expériences, un écart thermique des
« chaleurs de neutralisation égal à + 1,5 calories
« à peu près le même que pour les sels très sta-
« bles. . . . .

« Les phénomènes thermiques confirment très
« nettement l'état de décomposition des sulfures
« proprement dits sous formes de dissolution en
« alcalis libres et en sulfhydrates; en effet j'ai
« trouvé qu'en présence de l'eau les corps étant
« dissous à l'avance

$$2\ AmCl + Na^2S^2 \text{ dégage } 1,26 \text{ calories.}$$

« C'est la quantité de chaleur qui correspond à
« la réaction de un équivalent de soude libre sur le
« chlorhydrate d'ammoniaque, le système mis en
« présence étant en réalité

$$2\ AmCl + NaHS^2 + NaHO^2.$$

» En doublant la proportion de chlorhydrate j'ai

« trouvé un nouvel effet thermique insignifiant :
« — 0,06 ; ce qui est une nouvelle confirmation
« des propositions précédentes.

« Je n'ai pas besoin d'insister sur l'importance « de ces résultats au point de vue de la question si « controversée des eaux thermales ; mais ce point « demanderait une discussion spéciale, et appro- « fondie, qui nous écarterait trop de notre sujet. Le « lecteur y suppléera (1). »

La conclusion est facile à tirer. Il résulte évidemment de ces remarques si judicieuses, qu'un *monosulfure* ou *sulfure basique* ne peut exister dans une solution aqueuse étendue, et par conséquent dans les eaux sulfureuses. On serait donc autorisé en niant l'existence du monosulfure dissous, de rejeter l'hypothèse des hydrologistes, qui l'ont admis dans les eaux, si l'on ne devait traiter avec la plus grande réserve ces questions d'eaux minérales où les réactions les plus classiques sont souvent prises en défaut. Cette démonstration a néanmoins une très grande valeur. Et pour ne rien omettre de ces puissants arguments, nous citerons encore ces quelques lignes parues deux ans plus tard :

« Je ferai observer, dit M. Berthelot, que la solu- « tion d'un sulfure alcalin formé à équivalents « égaux ne renferme pas en réalité l'acide et la « base exactement combinés ; mais la composition

(1) Annales de physique et de chimie, 1873, t. XXIX, p. 507.

« de la liqueur répond sensiblement à celle d'un « sulfhydrate de sulfure mêlé avec une proportion « équivalente d'alcali libre

$$2\ NaS\ \text{dissous} = NaHS^2\ \text{dissous} + NaHO^2\ \text{dissous},$$

« comme le prouvent les mesures thermiques.

« En effet, ce qu'on observe en réalité dans ces « mesures, c'est la chaleur dégagée dans la réac- « tion

$$NaO\ \text{dissous} + H^2S^2\ \text{dissous} = NaHS^2\ \text{dissous}$$

« et elle ne varie pas sensiblement par l'addition « d'un excès de soude même considérable.

« Le sulfhydrate de sulfure lui-même ne saurait « être regardé comme un terme définitif d'équi- « libre, car l'action de l'eau employée en quantité « croissante, tend à le décomposer à son tour en « alcali et acide libre, quoique la variation de la « quantité combinée avec la proportion d'eau soit « bien plus lente que pour le sulfure neutre (1). »

MM. Berthelot et Béchamp (2) n'admettent donc pas que les sulfures puissent exister tout formés dans les eaux. L'interprétation du phénomène et sa démonstration reposent sur des vues et des expériences différentes. M. Béchamp croit que l'eau

(1) Annales de physique et de chimie, 5e série, p. 192.

(2) Béchamp. Annales de physique et de chimie, t. XVI 4e série, p. 202.

jouant le rôle d'acide dissocie le sulfure en mettant en liberté de l'hydrogène sulfuré et de la soude caustique. Mais un excès d'alcali peut reconstituer le sulfure. Ce dernier fait n'est pas admis par M. Berthelot, qui édifie son système sur une base plus scientifique, et où il est presque inattaquable. Quoiqu'il en soit, la dissociation du sulfure est manifeste et il est digne de remarque que des conclusions aussi importantes qui constituent les découvertes les plus récentes de la science, ont eu, il y a plus de cinquante ans, à une époque où la chimie manquait de précision, un précurseur, Longchamp, dont nous avons au chapitre premier, étudié les travaux.

CHAPITRE V.

DÉDUCTIONS PRATIQUES.

Nous croyons avoir dans notre introduction démontré, par un exemple, combien il est nécessaire pour l'édification d'un établissement balnéaire en général, de s'inspirer avant tout d'une détermination précise des éléments actifs de l'eau minérale. Il nous reste maintenant à faire l'application de nos faits d'expérience, pour le cas particulier de Bagnères-de-Luchon. Il est évident que dans une question aussi importante que celle d'une bonne installation des appareils d'hydrothérapie thermale, il faut faire entrer en ligne de compte, des considérations de plus ou moins d'importance. Il en est une d'abord, qui doit primer toutes les autres, c'est la *composition chimique* dans laquelle nous comprendrons la *thermalité*, puis viendront secondairement: le gisement, l'élévation, le débit des sources, etc.

Nous ne devons étudier ici que les indications fournies par la composition chimique, c'est-à-dire par la *manière d'être* des éléments constituants de l'eau et la thermalité, et parmi ces éléments, nous nous attacherons à un seul : le *composé sulfureux*.

Nous ferons tout d'abord une supposition. Luchon ne possède, par exemple, que ses sources captées et ses galeries, et nous devons à grands traits esquisser le modèle d'un établissement approprié à ses eaux, quels conseils donnerons-nous?

L'étude que nous avons faite du principe sulfuré des eaux de Luchon nous autorise à admettre que l'*hydrogène sulfuré* s'y trouve à un état qui lui permet de se dégager facilement. De plus, c'est un fait connu que le contact de l'air et même le seul refroidissement (1) de l'eau augmente la production de ce gaz.

En conséquence nous procéderons rationnellement et disposerons tout d'abord des salles d'inhalation.

L'hydrogène sulfuré répandu dans une atmosphère limitée constitue un des agents les plus actifs et les plus efficaces de la médication sulfureuse. Dans les eaux de Luchon il se dégage avec une grande facilité ; ce serait une faute grave de ne pas utilser son action puissante (2).

(1) Le simple refroidissement en dehors du contact de l'air avive l'odeur sulfhydrique de l'eau Bayen. On pourrait expliquer ce phénomène par l'action de la silice qui s'y trouve en quantité notable (0gr.,091. La cessation de la pression énorme que supporte cette eau dans les profondeurs des failles aquifères rendrait possible cette action de décomposition lente, mais continue.

(2) Dans la brochure « Passé, présent et avenir de Luchon », ainsi que dans sa conférence de Bordeaux, le Dr Garrigou a déclaré que la véritable spécialisation des eaux de Luchon devait être, d'après l'expérience clinique, tout ce qui est affections chroniques de l'arbre aérien, à part la phthisie que les eaux de Luchon accélèrent.

Les salles d'inhalation seront d'autant plus nécessaires, que de nombreux thérapeutistes nient toute absorption des sulfureux par la peau et attachent la plus grande importance à l'absorption pulmonaire.

Hébra ne reconnaît d'autre utilité au bain sulfureux, en dehors des affections cutanées, que celle de permettre au malade de respirer les émanations du bain. La salle d'inhalation sera donc aussi nécessaire que les cabinets de bain, si on désire vraiment remplir la médication sulfureuse.

2° Nous ménagerons des salles de humage, d'un modèle convenable. Le humage ayant pour but de mettre au contact de la muqueuse pulmonaire du gaz hydrogène sulfuré, *chargé de vapeur d'eau* et à une température assez élevée, devra se faire dans un air ambiant dont la température et l'état hygrométrique seront à peu près constants, pour que les vêtements et la peau ne se chargent pas d'humidité. Les appareils qu'on emploie aujourd'hui sont très commodes. Il sera de toute importance de pouvoir régler à volonté *le débit de l'hydrogène sulfuré*, de manière à pouvoir en faire absorber des quantités variables suivant les cas pathologiques.

3° Nous attacherons la plus grande importance à la thermalité élevée des eaux de Luchon, et à la disposition avantageuse de quelques galeries, entr'autres la galerie du Saule. L'étuve pourrait y être administrée à des températures variant de 30 à 46 degrés. Ce serait, nous croyons, se priver de précieuses ressources que de ne pas utiliser cette chaleur naturelle. Sans doute on nous objectera que ces étuves ne répondront pas parfaitement à l'idée qu'on s'en fait habituellement dans les villes d'eaux, où on les dispose toujours au-dessus de l'émergence des sources les plus chaudes, de façon à réaliser à la foi l'étuve et l'inhalation. Mais, outre que cette disposition serait presque impossible à Luchon, ou ne le serait que dans des limites restreintes (comme il existe aujourd'hui à l'unique étuve de l'établissement), je ne crois pas que l'étuve fortement sulfureuse soit bien enviable. L'étuve simple étant par elle-même un agent puissant et parfois redoutable, il n'y aurait pas la moindre nécessité de lui en adjoindre un autre, qu'on pourra parfaitement mettre à contribution dans les salles d'inhalation.

Nous constatons en passant que le traitement par l'étuve se meurt dans bien des villes d'eaux. C'est, nous croyons, un grand malheur. L'étuve par l'action éminemment perturbatrice qu'elle exerce est une arme puissante pour le médecin : elle peut devenir dangereuse, mais alors seulement qu'elle est servie par des mains inhabiles. Rien donc ne peut légitimer le discrédit dans lequel elle paraît tomber.

Nous nous contentons de signaler les points principaux de notre établissement idéal. Et, nous l'avouons sans réticence, si nous nous sommes spécialement attaché à cette description, c'est intentionnellement. Car nous avons constaté avec regret que l'établissement actuel de Luchon qui, sous bien des rapports, pourrait servir de modèle, offre à ses malades une étuve insuffisante d'une température *fixe* de 42 degrés, une salle de humage incommode, à dégagement relativement faible d'acide sulfhydrique (0 gr. 010 par mètre cube d'air) et *pas une salle d'inhalation.*

Il est aisé de comprendre la raison de cette inconséquence. L'établissement actuel a été aménagé en s'inspirant de l'hypothèse du monosulfure. Or, s'il est démontré qu'à côté du monosulfure se trouve de l'hydrogène sulfuré *facilement libérable*, il faut, en corrigeant le principe, corriger les déductions qu'on en a tirées. Une réforme de l'établissement s'impose donc aux moins clairvoyants. Cependant, malgré des réclamations nombreuses des hommes les plus compétents, les choses restent en l'état. C'est profondément regrettable; temporiser en pareille matière, c'est déchoir. Ce n'est ni un objet de luxe, ni un vain ornement que réclament depuis longtemps des médecins éclairés, mais une réforme de première nécessité, de vitalité.

Nous nous bornons à ces seules appréciations. Nous avons cru devoir faire toucher du doigt ces quelques défectuosités, parce qu'elles nous ont frappé dès notre première visite à l'établissement. D'ailleurs, signaler des imperfections, c'est convier à les détruire, et travailler à la prospérité de la belle cité pyrénéenne. Si nous avons mal jugé, nous réclamons l'indulgence du lecteur. Comme Montaigne, nous pourrons dire : « Ce que j'en opine, c'est pour déclarer la mesure de ma veue, non la mesure des choses (1). »

Qu'il nous soit permis, en terminant, d'adresser un souvenir à Luchon. Elle nous a donné pendant un mois une hospitalité qui ne s'effacera pas de notre mémoire. C'est toujours avec délices que nous nous rappellerons ses sites ravissants, et surtout les solides amitiés qu'ils ont vu naître.

CONCLUSIONS

PARTIE SCIENTIFIQUE

1° L'examen que nous avons fait des eaux de la source Bayen et de la source du Pré n° 1 prouve que, dans une même station, des eaux venant en apparence d'une même origine peuvent différer par le mode de minéralisation.

2° Ces eaux, considérées par la majorité des savants comme monosulfurées, dégagent néanmoins de l'hydrogène sulfuré. Les partisans du monosulfure ont parfois reconnu ce fait. Ils l'ont expliqué en disant qu'une solution artificielle de monosulfure donne un dégagement à peu près semblable.

(1) Montaigne. Essais, liv. 2, chap. X.

Ils ont évalué à 2 cent. cubes par litre l'hydrogène sulfuré qui se dégage à l'ébullition pendant un quart d'heure.

3° Nos expériences nous permettent de croire qu'on a commis dans l'évaluation de cet hydrogène sulfuré une erreur sérieuse.

Le sulfate de manganèse ne désulfure pas complètement l'eau.

Les *sulfates de plomb* et *de zinc* la désulfurent complètement et la rendent acide.

L'ébullition de 1000 cc. eau Bayen nous a donné environ 8 cc. hydrogène sulfuré dans les cinq premières minutes : 1000 cc. eau de rivière avec monosulfure de sodium au même titre sulfhydrométrique nous ont donné, dans les mêmes conditions, environ 4 cc. du même gaz, 1000 cc. eau distillée et même quantité de monosulfure en ont laissé dégager 2 seulement.

Ces expériences nous autorisent à admettre l'existence d'une quantité notable de gaz acide sulfhydrique, soit *dissous*, soit *combiné*. Cette quantité est évidemment supérieure à celle qui résulterait de la seule décomposition d'un monosulfure à l'ébullition : elle correspondrait à un sulfhydrate plus un monosulfure.

4° Cette manière d'envisager le principe sulfuré est confirmée par les expériences de MM. Berthelot et Béchamp. M. Béchamp étudiant l'action du nitro-prussiate de soude sur les sulfures a été amené à conclure que l'eau joue le *rôle d'acide* et pécompose le sulfure neutre en hydrogène sulfuré et soude caustique qui restent libres quoique en présence l'un de l'autre.

M. Berthelot a démontré par ses remarquables expériences de thermo-chimie que les sulfures neutres ne peuvent exister en dissolution et se décomposent toujours en sulfhydrate de sulfure et alcali.

PARTIE PRATIQUE

1° Les données de l'analyse devraient servir de base à une bonne installation des appareils d'hydrothérapie thermale.

2° A Bagnères-de-Luchon, un établissement devrait comprendre : des salles d'inhalation et de humage et des étuves construites sur des indications rationnelles, pour répondre aux faits scientifiques dont nous avons fait la démonstration.

3° Il est regrettable que l'etablissement tel qu'il existe ne présente pas sous ce rapport toutes les qualités désirables.

INDEX BIBLIOGRAPHIQUE.

BAYEN. — Opuscules chimiques, 2 vol. 1766.

FOURCROY. — Analyse de l'eau d'Enghien. 1787.

Id, — Système des connaissances chimiques, édit de brumaire, an IX, t. II,

KIRWAN. — An essay of analysis of mineral waters, etc. 1799.

SAUNDERS. — Treatise of the chemical history and medical powers of some of the most celebrated mineral waters. 1801.

THOMSON. — Système de chimie, t. III, 2e édit.

BOUILLON-LAGRANGE. — Essai sur les eaux minérales naturelles et artificielles. 1811.

LONGHAMP. — Notes sur les eaux sulfureuses de Baréges, Cauterets,, Saint-Sauveur, etc., in Annales de physique et de chimie. 1823.

ANGLADA. — Mémoires sur les eaux des Pyrénées, 1827, t. II.

A. FONTAN. — Recherches sur les eaux minérales des Pyrénées, de l'Allemagne, de la Belgique, etc. 1853.

FILHOL. — Traité des eaux minérales des Pyrénées. 1853, Toulouse.

GARRIGOU. — Monographie de Bagnères-de-Luchon. 1872.

Id. — Conférence sur Luchon (Bordeaux) 1878.

DUHOURCAU. — De la nature du principe sulfuré des eaux de Cauterets, in Cauterets médical. 1879.

BÉCHAMP. — Annales de physique et de chimie, t. XVI, 4e série, p. 202, t. XXVIII, 4e série, avril 1878.

BERTHELOT. — Annales de physique et de chimie, t. XXIX, 4e série. p. 434, t. IV, 5e série, p. 192.

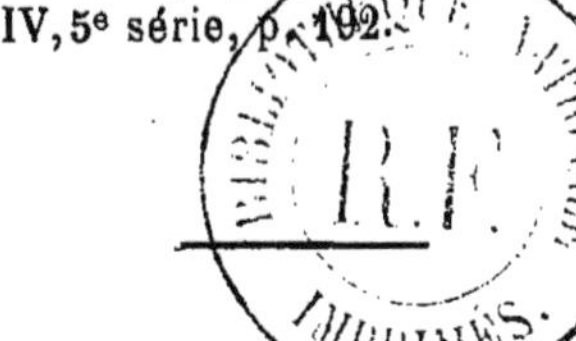

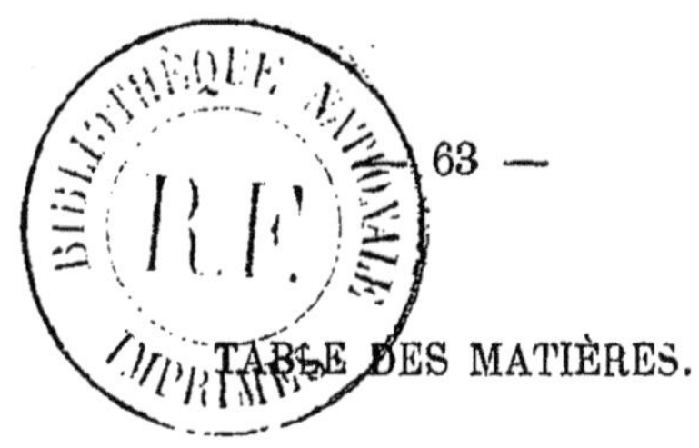

TABLE DES MATIÈRES.

A. PARENT, imprimeur de la Faculté de Médecine, rue Mr-le-Prince, 31.

www.ingramcontent.com/pod-product-compliance
Ingram Content Group UK Ltd.
Pitfield, Milton Keynes, MK11 3LW, UK
UKHW020327220726
13923UKWH00003B/1416

9 782019 297992